DE L'ARRANGEMENT

DES

SECONDES DENTS.

DE L'IMPRIMERIE DE L.-T. CELLOT.

DE L'ARRANGEMENT
DES
SECONDES DENTS,
OU
LA MÉTHODE NATURELLE
DE DIRIGER
LA DEUXIÈME DENTITION,
SOUMISE AU JUGEMENT
DE LA RAISON ET DE L'EXPÉRIENCE;

PAR J.-R. DUVAL,

Membre des anciens Collége et Académie royale de Chirurgie, Associé adjoint de la Société de la Faculté de Médecine de Paris, et de plusieurs Sociétés savantes.

Paulatim usu efficacissimo rerum omnium magistro, peculiariter utique medicinæ.
PLINII, *Hist. natur.*, lib. XXVI.

A PARIS,

Chez MÉQUIGNON-MARVIS, Libraire pour la partie de Médecine, rue de l'École de Médecine, n° 3, près de celle de la Harpe.

1820.

PRÉFACE.

Déja dans l'antiquité on s'était aperçu que les dents étaient parfois mal rangées; pour certains cas on avait même proposé d'y remédier; mais il appartenait au 18e siècle de voir prévenir ce désordre de la denture; pour y parvenir, deux dentistes français, forts de l'observation et d'une judicieuse pratique, prescrivirent l'extraction des dents de lait dont le voisinage nuit à la sortie et au bel ordre des incisives de remplacement. Depuis, un célèbre anatomiste anglais a confirmé le précepte par ses recherches anatomiques; un dentiste de la même nation a insisté sur sa mise en pratique; et moi-même, le considérant comme un moyen de procurer de belles et bonnes dents, je me suis attaché à en faire connaître l'utilité. Mais..... nous serions-nous tous trompés?...... Naguère (1819) M. Delabarre a publié un livre ayant pour titre : *Traité de la seconde dentition et Méthode naturelle de la diriger.* « C'est, dit-il (1), pour déraciner quelques erreurs que je me suis déterminé à faire imprimer cet ouvrage. » Alternativement loué ou critiqué dans les journaux de médecine, tout anatomiste comme tout dentiste peut juger cet ouvrage dans son for intérieur ; mais ce n'est pas suffisant. Comme l'art avec lequel M. Delabarre expose sa *Méthode* dite *naturelle*, peut en imposer à ceux qui mettent beaucoup d'intérêt au bel arrangement des dents de leurs enfants, quiconque cultive la science du dentiste, se trouve dans

---

(1) Page 6.

l'obligation de les éclairer et de les mettre à portée de juger combien cet auteur s'est trompé sur l'état de la science dont il s'occupe, sur ses découvertes anatomiques relatives aux dents, sur l'accroissement des os de la mâchoire, et particulièrement sur les divers procédés opératoires qu'il propose pour l'arrangement des dents. Peut-être quelques marques d'une considération personnelle, que M. Delabarre me donne dans son ouvrage, devraient me contraindre au silence ; mais la science avant tout, et l'on peut dire à son égard comme pour la vérité :

Amicus Platonis, magis autem veritatis amicus.

Toutefois en prenant le parti de la science, mon intention n'est nullement de blesser l'amour-propre de l'auteur, encore moins de chercher à empêcher que de jeunes bouches ne rendent un témoignage en sa faveur, tant je suis persuadé avec Hippocrate que, bien loin d'adresser aucun reproche à celui-là qui n'a fait aucune découverte, on ne lui doit pas moins d'éloge pour le zèle qu'il a mis dans ses recherches.

DE L'ARRANGEMENT

DES

SECONDES DENTS.

§ I.

De la science du dentiste.

« La partie de la médecine qui s'occupe des affections de la bouche et des dents est une mine féconde renfermant des richesses dont la plupart des praticiens sont loin de soupçonner la valeur : elles n'attendent pour être exploitées qu'un observateur habile qui sache les apprécier. » C'est ainsi que s'exprime M. Delab. dans l'Avant-propos (1) ; puis dans ses Considérations générales il dit : « Tan-

(1) Page vij.

dis que diverses branches de l'art de guérir font de rapides progrès, que l'anatomie pathologique éclaire de son flambeau les praticiens sur les maladies les plus compliquées, la médecine dentaire reste en arrière; on ne s'en occupe point dans nos écoles publiques; nous ne manquons pas cependant d'ouvrages *ex professo* sur la structure et les maladies des dents; mais combien ne laissent-ils pas à désirer!.... (1). Ainsi donc, suivant encore M. Delab., en réfléchissant que la médecine dentaire est une partie à laquelle peu de savants se sont livrés jusqu'ici, ne peut-on pas appliquer à ceux qui s'en occupent ce que Sprengel a dit des Grecs commençant à se livrer à l'étude de l'art médical, *qu'ils peuvent faire des progrès d'autant plus grands qu'ils ont plus de liberté dans leurs pensées*, *et que leurs recherches ne sont point limitées par des idées reçues* (2)? »

Après un tel langage contre l'état actuel de la science, et contre ceux qui en font l'objet de leurs occupations, n'est-on pas

---

(1) Page I. (2) Page XV.

obligé de faire quelques observations à M. Delab. ?

1° Comme dentiste, si on ne lui supposait des vues aussi nobles que peu intéressées, ne pourrait-on pas trouver à redire qu'il ménage peu la plupart de ses confrères? Un très-grand nombre sans doute se contentent de jouir en secret du fruit d'une pratique aussi heureuse que raisonnée, sans faire ostentation des connaissances auxquelles ils doivent leurs succès.

2° Comme médecin, il ne peut ignorer que presque toutes les découvertes sur l'organisation dentaire ont été faites par des médecins depuis le seizième siècle jusqu'à nos jours, et qu'on leur doit aussi des écrits *ex professo* sur les maladies des dents, ainsi que beaucoup de faits précieux consignés dans les fastes de l'art. Les chirurgiens aussi n'ont point été étrangers à tous ces travaux; et les noms de Fabrice de Hilden, de Ruysch, de Hewerman, de Sue, d'Albinus, de Hunter, de Bunon, de Mahon, de Jourdain, de Daubenton, de Cuvier, de Lavagna et autres, en se rattachant aux recherches d'anatomie pathologique et comparée sur les dents et les os de la mâchoire, prouvent que de ce côté la science n'est pas en arrière, ainsi que l'avance M. Delab.

3° Comme professeur des maladies de la bouche, sa propre expérience, ainsi que celle de ceux qui l'ont précédé dans la même carrière, démontrent que les cours publics qu'il voudrait qu'on fît sur cette matière, dans les Facultés de médecine, seraient abandonnés des élèves presque aussitôt qu'ils auraient été commencés.

4° Comme auteur-inventeur, M. Delab. ne peut ignorer que la science n'est autre chose que le souvenir du passé, et que lorsqu'on veut écrire sur quelque matière, il faut savoir ce qui en a été dit auparavant; autrement on se donne de la peine sans fruit, on invente ce que les autres ont déjà découvert, et on s'expose à passer pour plagiaire ou pour ne pas connaître la science.

5° Comme écrivain, il a pu louer ou critiquer ceux qui ont écrit anciennement, et même ses contemporains; il a pu également *donner liberté à ses pensées*, ne fût-ce que pour donner de l'éclat *à ses recherches*, *qui n'ont point été limitées par les idées reçues*; mais quand on écrit, et qu'on veut citer quelques auteurs, il faut les avoir lus et les avoir bien médités, et de plus être exact lorsqu'on en rapporte quelques passages. M. Delab. eût dû aussi éviter des reproches qu'on peut lui faire pour des fautes qui, en raison de ce qu'elles sont multipliées, semblent devoir ne pas tout-à-fait être typographiques, comme le prouvent les mots répétés *ambrion* (1), *gencival* (2), et autres.

6° Enfin ferai-je remarquer que le contenu du livre ne répond point à son titre, *Traité de la seconde Dentition, et Méthode naturelle de la diriger?* Quoi! ne croirait-on pas ici que M. Delab. s'est attaché à suivre et à favoriser cette belle fonction de la nature, depuis le moment où, sans que l'œil n'y voie rien, les secondes dents se développent, se forment, et, comme le reste du corps, parviennent à leur parfait accroissement pour parer la bouche? Ne croirait-on pas qu'attentif aux

(1) *Embryo*, Εμϐρυον. (2) *Gingiva*, *gingivalis*.

causes qui peuvent agir sur l'organisation des secondes dents, soit en y produisant des altérations capables d'en changer la qualité, la forme ou la couleur, soit en accélérant ou en retardant leur accroissement et leur sortie, il va les faire connaître, et proposer les moyens d'en prévenir ou d'en arrêter les tristes effets, comme le doit un observateur exact? Rien de tout cela; c'eût été répéter ce que d'autres ont dit avant lui. Il a mieux aimé se borner à l'arrangement des secondes dents, qu'il abandonne à la nature jusqu'à ce qu'elles soient toutes sorties et en place, c'est-à-dire, jusqu'à l'âge de quinze ou seize ans, époque où il croit convenable de s'en occuper à l'aide de la lime, des fils, des coins, ou de quelques autres instruments. Voilà ce que M. Delab. appelle tout bonnement *methode naturelle de diriger la seconde dentition.*

Pour la vérité de ces petites observations, voyons-en de plus grandes que fait naître l'analyse des connaissances anatomiques et pratiques sur lesquelles notre auteur appuie sa méthode naturelle.

§ II.

Des dents, et de leur sortie.

Après avoir fait observer que la *direction* de la seconde dentition est l'écueil des dentistes d'un demi-talent (1); après avoir annoncé que, parmi un grand nombre d'auteurs, tant nationaux qu'étrangers, qu'il a dû consulter avant d'écrire, M. Delab. n'en a trouvé aucun qui lui ait paru proposer une méthode appuyée sur l'autopsie (2); après avoir ajouté que Fauchard, Jourdain, Bourdet, ont traité cet article avec une sorte d'indifférence (3); que Dionis, Bunon, l'Ecluse, ont adopté et conseillé une méthode entièrement opposée *à la volonté de la nature* (4); que MM. Laforgue et Gariot n'ont fait qu'effleurer ce sujet; que Hunter n'en dit rien, et que Fox, au lieu de faire une judicieuse application de ce qu'il a observé pour établir un bon mode

(1) Page 6.
(2) Page 7.
(3) Page 8.
(4) Pages 9 et suiv.

de diriger la seconde dentition des enfants, se livre à une théorie qui le conduit à l'erreur; que M. Serres, dans son livre intitulé, *Nouvelle Théorie de la dentition*, ne dit pas un mot des procédés qu'il convient d'employer pour régulariser la denture, et qu'enfin l'auteur du *Dentiste de la jeunesse* ne dit point comment il faut varier, selon les circonstances, les moyens d'aider la dentition, M. Delab. avoue modestement (1) que « la nécessité d'éclairer les jeunes praticiens sur le choix d'une méthode de *guider* la deuxième dentition, l'a emporté sur la répugnance qu'il éprouvoit à heurter des idées reçues. En conséquence, il s'est décidé à présenter une méthode naturelle d'aider l'arrangement de l'arc dentaire, lors de la mue des dents temporaires ou primitives; mais avant il croit devoir passer en revue les phénomènes de la formation de celles de remplacement, ainsi que le développement progressif des mâchoires, jusqu'à la terminaison de la seconde dentition (2). »

Avant de s'occuper des détails anatomiques

---

(1) Page 11. (2) Page 12.

qui doivent le conduire à ce but, notre auteur fait observer que nulle part on ne s'est autant occupé, et avec autant de soin, de l'anatomie des dents qu'en Angleterre ; que Hunter, Monro, Blacke et Fox sont ceux à qui on doit le plus d'obligations sur ce sujet (1). Quoi! Delahire, Hérissant, Duverney, Lassonne, Bertin, Jourdain, Broussonnet, Tenon, et vous MM. Cuvier, Serres, Leveillé, Miel, etc., vos travaux seraient comptés pour rien dans la grande quantité de notes que M. Delab. dit avoir recueillies sur ce sujet! La science les revendique en faveur de notre belle patrie, qui en cela, comme en beaucoup d'autres choses, ne le cède point à ses voisins.

Disposition des dents adultes dans l'intérieur des mâchoires; matrices dentaires et leurs appendices; processus alvéolaire; iter dentis; odontocie (2) : tels sont les noms des objets sur lesquels M. Delab. cherche à fixer l'attention sous les rapports anatomiques et physiologiques; noms pour la plupart empruntés du grec, du latin et de l'anglais, qu'il a sans

(1) Page 12. (2) Page 30.

doute la prétention de substituer aux noms connus dans notre langage médical. Par la même raison probablement il ne veut point qu'on dise *germe des dents;* ce mot *germe* (1) lui présente une idée abstraite, renfermant les rudiments d'un être que l'on peut considérer sous différents aspects , et dont la physionomie est susceptible de différents changements. Il n'en est pas de même, suivant lui, du mot *embryon;* aussi appelle-t-il *embryon dentaire* les premiers vestiges ou rudiments des dents. Quoique dans ces observations je me serve quelquefois de ce nom, je doute fort qu'il passe dans la science, n'y ayant aucune similitude entre les dents encore molles et les embryons qui, après s'être développés, naissent , croissent , et finissent par produire d'autres embryons ; ce qui n'arrive point aux dents, nonobstant ce que la Fable rapporte des dents du serpent Python.

Ce n'est plus dans un follicule , ni dans un sac, ni dans une poche que se trouvent les rudiments de la dent, comme l'ont cru pres-

(1) Page 32.

que tous les anatomistes ; M. Delab. , d'après Jourdain, nous apprend que c'est dans une matrice (1). Après s'y être formée et agrandie, « la dent, suivant lui, s'engage dans un prolongement qu'il nomme *appendice*... ; ensuite elle franchit le *col de la matrice*, et vient se présenter et s'aligner sur le bord alvéolaire...; la progression de la couronne de cette dent présente l'idée d'une espèce d'accouchement..; la route est toute tracée ; elle n'a besoin que d'être élargie. Un enfant sort du sein de la mère en peu d'heures, tandis que la dent met plusieurs années à se montrer au dehors ; mais l'un et l'autre sortent par la contraction de la matrice dans laquelle ils se sont développés. La comparaison n'a donc rien de choquant...»

Il ne faut rien moins qu'avoir observé avec une très-grande exactitude ce phénomène de la dentition, pour en avoir conçu l'idée d'une espèce d'accouchement, comme M. Delab. en donne la description : personne que je sache avant lui n'y avait songé. Mais cette idée n'en va-t-elle pas enfanter d'autres? Sans

---

(1) Pages 53 et suiv. jusqu'à 71.

doute au premier jour on verra des physiologistes regarder comme autant d'espèces d'accouchements la sortie des poils, des plumes, des ongles et des cornes. Mais pour mieux apprécier toute la force du raisonnement de notre observateur, il importe de le suivre dans la description des parties qui concourent à ce travail de la dentition. Ici mêlant ce qui est relatif aux premières et aux secondes dents, il passe en revue ce qu'ont dit Hunter, Jourdain, Blake, Fox, M. Cuvier et M. Serres sur les sacs ou matrices dentaires, et il ajoute qu'aucune des descriptions qu'ils en ont données, n'est exacte : c'est pourquoi il a cru entreprendre d'en donner une meilleure (1).

Et d'abord il fait observer (2) que « ces matrices sont composées de deux membranes, l'une interne et l'autre externe : l'interne part de la muqueuse qui recouvre et entre dans la composition de la gencive, et va s'arrêter au collet de la dent. Lorsque l'ossification n'est pas encore commencée, elle sem-

---

(1) Page 49.

(2) Pages 53 et suiv.

ble adhérer au sommet de l'embryon ; ce qui prouve que la couronne ne pénètre dans la cavité propre de la matrice, qu'à mesure qu'elle s'ossifie. L'externe part du corps fibro-cartilagineux qui recouvre le bord alvéolaire, et qui entre dans la composition de la gencive. Elle descend en enveloppant l'interne, ayant avec elle une union assez intime jusqu'au collet de la dent. Arrivée là elle l'abandonne pour s'étendre sur la racine à mesure qu'elle se forme. Elle ne peut être considérée comme faisant partie de la matrice, mais elle lui est continue.

» La membrane interne a pour les six dents antérieures de la première dentition, et pour les dix dents antérieures de la deuxième, une forme piriforme à col allongé; pour le reste des autres dents, cette forme est à-peu-près sphérique.

» Chaque matrice des dix dents antérieures de la deuxième dentition a un appendice ou col étroit qui va gagner la gencive. Dès l'instant où je les eus observés, dit M. Delab., je soupçonnai qu'ils avaient pour usage de servir de conducteurs aux dents, et j'en fus bientôt convaincu, lorsque j'eus reconnu qu'un petit canal occupait le centre de cette espèce de cordon.

» La matrice dentaire exhale un fluide muqueux au milieu duquel est placée la couronne de la dent seulement. Il en facilite le développement, il tient éloignées d'elle les parois de l'alvéole, et il dilate la matrice dentaire, de la même manière que les eaux de l'amnios en agissent pour favoriser l'accroissement du fœtus dans l'utérus.... En y réfléchissant on trouvera que le rapprochement des parois de l'appendice est très-nécessaire pour empêcher le fluide contenu dans la matrice de s'en échapper. N'en est-il pas de même de l'utérus dont l'orifice se resserre après la conception? » (Quels rapprochemens! quelles idées de physiologie! comme tout tend ici à prouver et la conception et l'accouchemnt dentaires! Mais nous n'y sommes pas; suivons notre auteur.)

« Avant la naissance et pendant les premiers mois de la vie, les matrices des embryons dentaires de remplacement sont en contact avec celles des dents temporaires »

(excepté seulement qu'elles sont séparées par une cloison membraneuse qui, quoique connue de tous les anatomistes, paraît avoir échappé aux recherches de M. Delab.) : « à mesure que ceux-ci prennent de la solidité, il se développe de petites lames osseuses qui les séparent. » (Et précisément ce sont ces lames membraneuses qui s'ossifient, tout comme il y en a pour séparer les dents de chaque série de première et de seconde dentition.) « Pendant le travail de la dentition les alvéoles des dents de remplacement prennent la forme de coques d'amandes, dont l'extrémité qui regarde la gencive, offre l'orifice d'un petit canal osseux allant s'ouvrir par un trou ovale derrière les dents de la première dentition » (*nota* : derrière seulement les six dents antérieures). « Je l'appelle, dit M. Delab., *iter dentis;* il sert d'étui à l'appendice de la matrice dentaire.

» Il est étonnant, dit cet auteur (1), que Hunter n'ait pas indiqué cet appendice. » Mais ne pourrait-on pas être bien plus

(1) Page 56.

étonné qu'il trouve à redire de ce que M. Serres ait annoncé, en 1817, qu'il lui était réservé de démontrer diverses choses neuves, au nombre desquelles il met la découverte des appendices des sacs dentaires ? « Il est à croire, dit-il, que les occupations de M. Serres ne lui ont pas permis de feuilleter les nombreux ouvrages modernes qui traitent de la dentition : tels sont ceux de Bourdet, Jourdain, Gariot, Laforgue, Duval, etc. ; car il est probable qu'il eût rendu à César ce qui appartient à César. Sprengel a dit : « L'érudition est utile pour ne pas s'approprier des découvertes qui avaient été faites un siècle auparavant (1). »

En faisant un tel reproche à M. Serres, M. Delab. ne craint-il pas qu'on lui en adresse un autre bien plus mérité ? 1° Bourdet, Jourdain, Laforgue et Gariot n'ont jamais rien écrit sur ces appendices dentaires, et je n'ai eu occasion d'en parler qu'en 1818 après la publication de l'ouvrage de M. Serres (2).

---

(1) Page 56.

(2) Voyez la *Bibliothèque médicale*, année 1818.

tens transmittebatur folliculi cauda *à me dicta.*

Ici on ne peut méconnaître l'appendice de M. Delab. dans l'expression *cauda*, à laquelle il paraît que Fallopio attachait de l'importance d'après ces mots *à me dicta.*

Eustachi serait-il moins clair dans ce qu'il dit de l'ouverture du follicule qu'il compare à l'enveloppe des graines? en parlant des alvéoles qui contiennent les incisives et les canines, il s'exprime ainsi : *Singulisque (caveis) folliculus quidam albus et subobscurus, potiùs annosus ac tenax quàm membraneus, obducitur, sicuti lobus frugibus, nullâ re aliâ diversus nisi quòd alteram extremam partem aliquantulum perforatam habet, unde mucronem dentis quasi pullulantem emittit* (1).

A une époque plus rapprochée (huit ans seulement avant la réception de M. Delab.), les follicules dentaires ont encore été décrits et de plus dessinés sous leur forme piriforme, tels que les a retracés M. Delab.; et en 1803, des savants professeurs de la faculté de médecine de Paris, entre autres

---

(1) *Tractat. de dentib.* c. xvij.

MM. Duméril et Thillaye en avaient pris connaissance dans la dissertation latine que Blake a soutenue à Edimbourg en 1798, dissertation dont tous les principaux points ont été plus développés dans un ouvrage qu'il a publié en 1801 (1). Cet auteur, il est vrai, ainsi que Bichat, disent qu'il n'y a point d'ouverture aux follicules dentaires ; mais combien de fois des anatomistes n'ont-ils pas vu ce que d'autres avaient observé avant eux ?

Quant aux deux membranes dont M. Delab. dit que les matrices dentaires sont composées, pourquoi en en faisant *partir une de la muqueuse, qui recouvre et entre dans la composition de la gencive*, en fait-il une seconde du tissu subjacent qui lui est adhérent ainsi qu'aux parties voisines ? pourquoi n'a-t-il pas vu avec Jourdain et Bichat qu'il n'y a qu'une membrane ? pourquoi n'a-t-il pas observé que, nonobstant les replis qu'elle forme, une de ses faces est libre, et que l'autre contracte des adhérences, soit avec l'organe den-

(1) An Essay on the structure and formation of the teeth in man and various animals.

2° Blake les a décrites, et en a le premier donné la figure en 1798 et en 1801; et Fox les a aussi fait représenter dans son bel ouvrage dont le premier volume a paru en 1803, et non en 1813, comme le dit M. Delab. 3° Enfin si, d'après le bon avis de Sprengel, duquel il a cherché à faire une application à M. Serres, il eût porté ses recherches littéraires à une époque plus éloignée, il eût reconnu que la découverte qu'il était persuadé avoir faite, ne datait seulement que de 250 ans environ, petite erreur pour quelqu'un qui se vante d'avoir recueilli une quantité innombrable de notes sur la dentition; il eût appris que les *matrices dentaires* de la seconde dentition, que leurs *appendices* et leurs *orifices*, ainsi que les ouvertures des alvéoles des secondes dents étaient connus et de Fallopio et d'Eustachi. Ce n'est pas, il est vrai, sous les noms que M. Delab. a assignés à ces parties, qu'elles se trouvent décrites; mais qu'importe? un véritable observateur ne peut s'y méprendre: d'ailleurs s'il eût consulté la savante *Histoire de l'anatomie et de la chirurgie*, par M. Portal, premier médecin du Roi, l'article qui concerne Eustachi l'eût mis dans la bonne voie (1).

Mais rapportons ici ce que ces deux célèbres anatomistes ont vu sur les découvertes de M. Delab., c'est-à-dire sur les matrices dentaires, leurs appendices, et le trou osseux par où celles-ci s'étendent jusqu'à la gencive. Voici comme s'exprime Fallopio : (2)....... *gignitur folliculus membranaceus qui geminum apicem possidet, alterum posteriorem, cui nervulus et arteriola et venula applicantur: alterum verò priorem, à quo veluti* cauda quædam *pendet nervea, quæ per* foramen *ossis* angustissimum *ad latus illius dentis cui novus successurus est, usque ad gingivas egreditur. In hoc folliculo concrescit materia quædam alba, tenaxque, et tandem dens ipse in priori tantùm parte osseus, et in posteriori ex materiâ dictâ constans : quod etiam in iis qui in utero geniti sunt accidit. Erumpit autem unusquisque dens per id foramen dilatatum per quod antea angustissimum exis-*

(1) Tome 1, page 622.

(2) *Observationes anatomicæ*, Francofurti 1600, p. 168.

de l'os maxillaire qui comble le bas-fond de l'alvéole. »

Quoique la progression de la dent ait une date antérieure à l'ossification parfaite de la couronne, je m'arrêterai moins à en offrir la preuve qui est connue de tous les physiologistes, qu'à faire observer que si M. Delab. avait étudié l'accroissement des os maxillaires dans leur rapport avec l'organe dentaire, il eût eu une autre opinion sur les deux dernières causes de la progression des dents. 1° Il n'est personne un peu instruit qui puisse croire que les parois des alvéoles agissent sur les racines des dents, comme les deux mains qui presseraient les faces inclinées d'un coin. 2° Si l'alvéole était comblé dans son fond comme le suppose notre auteur, il n'aurait qu'une bien faible profondeur, tandis qu'il est démontré que par son accroissement il en acquiert une égale aux trois cinquièmes environ de la longueur des dents. 3° L'accroissement des os maxillaires ne peut nullement contribuer à remplir le *bas-fond* de l'alvéole, puisque le développement de celui-ci, comme de tout le bord alvéolaire, en est indépendant, ainsi que nous le verrons plus bas. Enfin, si notre observateur, choisissant l'os de la mâchoire inférieure pour exemple, eût pris le canal maxillaire et son prolongement sous les dents antérieures comme un point fixe dans son examen de l'accroissement de cet os, il eût reconnu que cet accroissement se fait presque tout au-dessous, et très-peu au-dessus de ce canal. Mais M. Delab. annonce qu'il y a une quatrième cause qui détermine la marche de la dent, et dont la connaissance paraît avoir échappé aux recherches des anatomistes et aux méditations des physiologistes ; extasié sans doute de l'avoir découverte, il s'empresse d'en donner connaissance en ces termes (1) :

« Enfin la dent est attirée vers les gencives par un phénomène digne de toute notre admiration, et qui consiste dans la contraction du tissu des deux membranes composant la matrice dentaire proprement dite.

» La partie des deux membranes, allant se fixer au collet de la dent, se raccourcit peu-

(1) Page 69.

taire proprement dit, dans son état de mollesse, soit avec l'alvéole? pourquoi n'a-t-il pas reconnu que c'était dans l'épaisseur de cette membrane que se développaient les premiers rudiments de la dent? pourquoi et comment a-t-il pu dire que le périoste alvéolaire constitue une membrane particulière qui n'a que des rapports de contiguité et non de continuité avec les membranes dentaires? pourquoi ses observations sur les membranes dentaires ne lui ont-elles pas fait découvrir que les dents, quoique composées en partie de substances très-compactes, pouvaient faire partie d'un autre système que celui des os? pourquoi l'anatomie comparée et les recherches pathologiques n'ont-elles pas été mises à contribution pour la connaissance que M. Delab. voulait donner de cette partie de l'organisation des dents? pourquoi?..... Ah! c'est assez de ces questions pour qu'on juge de notre auteur sur ces premiers essais de l'anatomie dentaire.

Après l'examen anatomique de la matrice dentaire, de son appendice et de son orifice, ainsi que de l'embryon qui y est contenu, il

était tout naturel que M. Delab. s'occupât de l'*odontocie*, c'est-à-dire, dans le langage reçu, de la sortie des dents. « On a cherché, dit-il (1), à expliquer l'odontocie de diverses manières, et la progression de la dent vers la gencive est un problème qui ne me paraît pas avoir été résolu, parce qu'au lieu de *fouiller la nature* pour en étudier les opérations, beaucoup d'écrivains ont cru pouvoir en deviner les secrets par des raisonnements et des hypothèses..... Ce point de physiologie ne peut être éclairé que par l'étude des changements qu'éprouvent les parties environnantes, lors de la marche des dents vers l'ouverture gingivale. Cette étude, faite sur le sujet (c'est-à-dire sur le cadavre) prouve qu'à dater de l'instant où la couronne est terminée, le phénomène de la progression commence...
» Elle paraît être déterminée, continue notre auteur, par plusieurs causes ; savoir : 1° par le développement de la racine ; 2° par le rapprochement des parois de l'alvéole ; 3° enfin par l'accroissement de la substance osseuse

(2) Page 68.

ratatinent, et même *des dents;* celles-ci sont sans doute les armes de cet agent, comme il nous l'apprend en rapportant qu'*une conoïde* (ou dent canine) *a dévoré une dent sus-jacente* (1). Ainsi, en parlant de l'appareil découvert par M. Delab., on pourra dire avec Martial : *Dentem dente juvabit rodere.*

Mais réellement est-il besoin d'imaginer un appareil spécial pour la destruction des racines des dents de lait? Tous les physiologistes aujourd'hui connaissent trop bien les lois de l'absorption, pour ne pas en faire l'application à ce phénomène de la dentition : et jamais je n'ai eu d'autre opinion, lorsque j'ai mis sous les yeux de la société de la faculté de médecine de Paris des couronnes de dents de lait, dont il ne restait que l'émail (2), la substance osseuse en ayant été absorbée par les chairs fongueuses qui se trouvent entre la dent secondaire et la dent qui tombe d'elle-même. C'est également par l'absorption que se trouve détruite en partie l'extrémité des

---

(1) Explication de la fig. 21.

(2) *Bullet. de la faculté de méd. de P.*, an. 1809, p. 90.

racines des dents dans une maladie que j'ai désignée sous le nom de *consomption* (1), et dans laquelle la membrane alvéolo-dentaire est tuméfiée et fongueuse.

§. III.

De l'accroissement des os de la mâchoire.

Un autre phénomène anatomique et physiologique, qui fixe d'une manière toute particulière l'attention de M. Delab., est l'accroissement des os de la mâchoire ; il le considère pendant la première et la seconde dentition, et, dans son examen, il en déduit des conséquences pratiques pour diriger la seconde dentition. Les notions que depuis longtemps j'ai acquises sur les divers modes d'accroissement de l'os de la mâchoire inférieure, et que j'ai soumises au jugement d'une société, qui compte parmi ses membres les anatomistes et les physiologistes les plus distingués de la capitale (2), ne me feront point dire ici

(1) *Bullet. de la faculté de méd. de P.*, 1810, p. 132.

(2) *Bullet. de la faculté de méd. de P.*, 1812, p. 9.

à-peu, et l'entraîne vers l'orifice de la matrice.

» Ce petit mécanisme ressemble parfaitement à ce que fait un pêcheur, lorsqu'il veut se saisir d'un poisson qu'il a pris dans son filet ; il en rapproche les mailles de manière à les rassembler en paquet, et de même que par ce moyen sa proie se trouve élevée jusqu'à lui, le collet de la dent, attiré par la contractilité des fibres de la matrice, parvient au niveau des gencives. »

Merveille ! s'écrieront sans doute quelques élèves en médecine qui, nouvellement arrivés à Paris, ont entendu cette démonstration de la bouche même du professeur de médecine dentaire : *ô res mirabilis ! ô phénomène digne de toute notre admiration !*... Ceux au contraire qui auront suivi les savantes leçons des professeurs de médecine de Paris, de Montpellier ou de Strasbourg, pourront-ils jamais concilier avec les notions précieuses qu'ils y auront puisées sur la contractilité des différents tissus, les idées de M. Delab. sur *la contractilité des fibres de la matrice dentaire, pour faire marcher les dents ?* Nous laissons à cet auteur le soin de l'apprendre de ces élèves; mais ce qu'il y a de certain, c'est qu'ils ne s'en laissent point imposer par des mots.

Que dirai-je maintenant de la destruction des racines des dents primitives, et de la manière dont en traite M. Delab.? « Il est certain, dit-il (1), qu'il existe non-seulement une loi, mais encore un agent chargé par elle d'opérer la destruction de tout ce qui formerait obstacle à l'odontocie. Cet agent n'eût point été si long-temps inconnu, si les physiologistes, au lieu de faire des raisonnements, eussent cherché à prendre la nature sur le fait; car à peine la première odontocie est achevée, que déjà la seconde dentition *prépare toutes ses armes* pour détruire celle à l'abri de laquelle elle se développe. » Eh bien! cet agent est, suivant notre auteur, un organe dont Bourdet, M. Laforgue et moi n'avions fait que soupçonner l'existence; c'est un appareil absorbant qui *dévore les racines des dents de lait;* il se compose d'*un tubercule fungiforme*, *des parois de la matrice qui se*

(1) Pages 80 et suiv.

versal de la face entraîne nécessairement l'écartement de la mâchoire. »

D'après ce court exposé qui appartient tout à l'auteur, qui sera disposé à croire que ce qu'il avance sur cette partie de l'organisation dentaire, soit conforme à la saine doctrine ? Sera-ce un élève en médecine? Celui même qui ne connaît encore que son ostéologie fera voir sur des coupes de l'os de la mâchoire inférieure, faites à tout âge, que les nombreuses porosités qu'on y remarque, diminuent de grandeur à dater de la naissance au lieu de s'élargir. Sera-ce un étudiant en physique? Des expériences lui ont appris que les fluides comprimés se portent vers le point où ils trouvent le moins de résistance, et que par conséquent le fluide contenu dans les matrices dentaires, agira plus sur les parois antérieures et postérieures des alvéoles que sur les deux extrémités de l'os de la mâchoire. Sera-ce un jeune peintre ? Son Camper ou son Sue (1) à la main, il démontrera que ce

(1) Ces deux médecins ont traité de l'anatomie sous le rapport de la physionomie.

sont les os de la face qui constituent la physionomie, et que ce n'est pas la largeur de la face qui entraîne l'écartement des branches de la mâchoire. Sera-ce même un mécanicien? Il sait trop bien que des coins arrondis sur leurs faces et leurs côtés, comme sont les dents, étant mis les uns à côté des autres ne peuvent exercer aucune action sur les points opposés où on voudrait la diriger, parce que nécessairement ils se dévieraient plutôt de la ligne centrale. Sera-ce enfin un dentiste ? Son expérience est là : elle ne peut être moindre que celle de mainte dame qui a remarqué que quand ses dents de sagesse avaient commencé à sortir, d'autres dents s'étaient dérangées plutôt que de résister et de contribuer à forcer l'os de la mâchoire à s'allonger.

Tant de vérités devaient éclairer M. Delab.; mais elles servent de fondement aux idées reçues, et ses recherches ne devaient point être limitées par celles-ci. Loin même d'en profiter, il a cherché à les *heurter*. Ainsi ayant lu dans l'ouvrage de Fox que, lorsqu'un enfant a obtenu toutes ses dents temporaires, les mâchoires croissent en général très-peu dans

que M. Delab. s'est écarté de la vérité. Ce qu'il dit avoir observé, et les explications qu'il en donne, méritent avant tout d'être connus pour en porter un jugement.

« Les os maxillaires, dit notre auteur (1), outre le mode d'accroissement général, résultat de la nutrition, en ont un second qui leur est particulier, et qui coïncide au développement des sacs, renfermant une plus ou moins grande quantité de fluide, et à la manière dont les couronnes des dents de remplacement s'engageront entre celles qui sont en ligne, soit qu'elles appartiennent à la première, soit qu'elles dépendent de la deuxième dentition.

» Quoique les os maxillaires augmentent dans toutes leurs dimensions, cependant ils le font dans quelques-unes de leurs parties d'une manière bien plus remarquable que dans d'autres.

» Sur les jeunes sujets, la portion antérieure est parsemée de porosités disposées

---

(1) Pages 92 et suiv.

obliquement, et de telle sorte, que leur élargissement tend à agrandir l'arc. La partie moyenne ou le corps de la mâchoire, occupée par les deux molaires de lait, n'ayant pas besoin de s'agrandir, est très-compacte.

» Il y a six petites matrices imbriquées (c'est-à-dire disposées les unes sur les autres comme les tuiles d'un toit), renfermant chacune une dent qui baigne dans un fluide, agissant à la manière des coins pour dilater toutes les parties environnantes.

» Le germe de chaque molaire se trouvant placé, pour la mâchoire inférieure, dans la base de l'apophyse coronoïde, la membrane qui l'environne s'emplit d'un fluide, qui, faisant effort sur les parties environnantes, force le corps de l'os maxillaire à se porter en avant, tandis que l'angle qu'il forme avec ses branches recule sensiblement en arrière.

» La mâchoire s'élargit dans la portion occupée par les six dents antérieures, en décrivant un arc d'autant plus grand que les dents sont plus larges et mieux rangées. Quant à la partie qui de la canine s'étend jusqu'au fond de la bouche, la grandeur du diamètre trans-

primitives et secondaires ; il y a aussi deux lignes moyennes tendant à faire voir non-seulement que l'espace occupé par les deux incisives et la canine de lait, est égal à celui qu'occupent les deux petites molaires de remplacement, mais encore que la partie où se trouvent les incisives et la canine secondaires, est égale en étendue à celles où sont situées les deux molaires primitives. On eût pu également tirer deux autres lignes parallèles aux premières ; l'une en contact avec le bord externe de la canine de lait, eût passé par le milieu de la canine de remplacement ; l'autre, en contact avec la face interne de la première petite molaire de remplacement, eût passé par le milieu de la première molaire de lait, ce qui démontre que la partie du bord alvéolaire occupée dans un temps par la moitié de la molaire, l'est à son tour par la moitié de la canine. M. Miel, dans un mémoire sur le rapport des deux dentitions (1), a donné sur ce fait une démonstration qui se rapproche pour le résultat de celles de Hunter et de Fox.

---

(1) *Mém. de la Société méd. d'émulation*, tome 8.

Si maintenant on fait un peu d'attention à cette démonstration, il sera facile de reconnaître que la vérité en est aussi palpable que le résultat de ces deux progressions géométriques : 1, 2, 3, 4, 5, et 5, 4, 3, 2, 1; et que par conséquent les cinq dents tant primitives que secondaires, considérées comme autant de cubes représentés par ces nombres à quelque différence près, ne demandent pas plus de place les unes que les autres pour leur arrangement, de quelque manière qu'elles soient placées. Il n'est pas plus difficile de juger jusqu'à quel point, pour n'avoir point pris en considération le changement inverse du volume des premières et des secondes dents, M. Delab. s'est trompé en ne comprenant dans sa mesure que les trois cinquièmes de ces dents, c'est-à-dire, six au lieu de dix, ou trois pour cinq de chaque côté; et combien aussi il a eu tort d'avancer que la mâchoire s'allongeait *de l'épaisseur d'une dent* pour le placement de la canine, et que l'opinion contraire de Fox était absolument fausse.

Ajouterai-je qu'un fait remarquable relatif à l'accroissement des os maxillaires, en met-

la partie qu'elles (les dents) occupent, il a avancé que cette assertion était fausse, et pour le démontrer, voici ce qu'il propose : « Prenez, dit-il, un compas, et ayant mesuré la distance d'une conoïde à l'autre sur un adulte, comparez-la sur plusieurs enfans de cinq ans dont le cercle vous semblera très-bien développé : vous trouverez que la même tangente prise sur un adulte est plus longue de l'épaisseur d'une dent. »

Comme à côté de cette démonstration, M. Delab. n'a point mis celle qui pouvait donner quelque poids à l'assertion de Fox, il importe pour la vérité de réparer cette omission. Déjà Hunter avant Fox avait affirmé que les os de la mâchoire croissent en tout sens pendant les douze premiers mois après la naissance, jusqu'à ce que les couronnes de toutes les six dents antérieures soient formées; mais qu'après cette époque ils ne s'allongent plus entre la symphise et la sixième dent (1), et

(1) The jaw still increases in all points till twelve months after birth, when the bodies, of all the six teeth are pretty well formed but it never after increases in

pour le prouver il avait comparé, en les mettant les unes à côté des autres, quatre moitiés de l'os de la mâchoire inférieure (1); la première avec cinq dents primitives; la deuxième quand la première grosse molaire est sortie et que les deux incisives sont remplacées; la troisième lorsque la deuxième grosse molaire est en place, que la première petite molaire est remplacée, et que la canine commence à paraître; la quatrième quand toutes les dents secondaires et permanentes sont bien rangées. Dans la figure que Fox (2) a donnée d'après Hunter, et qui paraît mieux rendue, il y a deux lignes parallèles qui passant d'un côté devant les incisives, et de l'autre derrière les petites molaires, expriment que la longueur des mâchoires est restée la même, nonobstant la différence du volume des dents

---

length between the symphysis and the sixth tooth; and from this time, too, the alveolar process, which makes the anterior part of the arches of both jaws never becomes a section of a larger circle. *The natural history of the human teeth*, page 102.

(1) Voyez l'ouvrage cité, pl. xvj.

(2) The natural history of the human teeth, pl. x.

jusqu'au moment où elles paraissent à l'extérieur des gencives, et souvent même au milieu des débris des racines; il aurait vu que.... Mais que faut-il de plus? Tant de faits qui sont aussi constants que réguliers et faciles à observer, en même temps qu'ils attestent le changement de la position relative de l'ouverture externe du canal maxillaire, ne démontrent-ils pas bien clairement que ce changement n'est rien moins que dû à l'agrandissement de l'os de la mâchoire, et sur-tout à la mue des molaires de lait, comme le pense M. Delab. (1)? Tant de faits ne signalent-ils pas plutôt à l'œil de l'observateur un phénomène unique dans l'organisation du système osseux? Ce phénomène consiste dans un double mode d'ossification pour l'os de la mâchoire inférieure (et de même pour les os maxillaires). Quoique simultané, il n'en est pas moins distinct; l'un appartient au corps de l'os, et l'autre est propre à l'arcade alvéolaire. Le premier s'opère comme dans tous les os longs, en augmentant successivement

(1) Page 96.

l'intervalle qui en sépare certaines parties, de la même manière que celui qui est entre le milieu de l'os et les extrémités ; de là cet accroissement égal, soit entre les deux ouvertures externes du canal maxillaire, soit entre les deux apophyses coronoïdes, soit entre ces ouvertures et ces apophyses, soit du menton à l'angle de la mâchoire. Le second semble avoir une direction inverse, c'est-à-dire, qu'il paraît bien visiblement que le développement des alvéoles de toutes les molaires commence du côté de l'ouverture interne du canal maxillaire et à la face interne de l'apophyse coronoïde, et qu'il continue toujours en avant jusqu'à ce qu'il soit terminé entièrement entre l'ouverture externe et l'apophyse coronoïde. Je n'entrerai pas ici dans plus de détails sur ce phénomène : ce qui vient d'en être exposé, semble suffisant pour prouver 1° que la partie de l'arcade alvéolaire qui contient es dix dents de lait ne participe nullement à l'accroissement de la partie du corps de l'os qui lui répond, non plus que l'arcade alvéolaire des dents de remplacement; 2° que celle-ci n'acquiert point une plus grande éten-

tant M. Delab. sur la voie de la vérité, pouvait l'empêcher de croire et de chercher à persuader aux autres que l'arcade alvéolaire où les dix dents de lait se trouvent implantées, s'agrandit pour l'arrangement des dents de remplacement. Ce fait est le changement de la position relative de l'ouverture externe du canal maxillaire; il n'est point inconnu de cet auteur, puisqu'il a bien voulu dire que j'étais le premier qui en eut fait la remarque (1). Il est fâcheux qu'il n'y ait pas donné toute son attention, comme on était en droit de l'attendre de quiconque s'occupe de l'instruction des jeunes praticiens : ainsi que tous les étudiants en médecine qui ne connaissent encore que leur ostéologie, il aurait vu que cette ouverture, désignée ordinairement sous le nom de trou mentonnier, et qu'on doit plutôt appeler *trou maxillaire externe*, est, chez l'enfant dont les dents ne paraissent pas à l'extérieur, au-dessous et vis-à-vis de la cloison inter-alvéolaire de la canine et de la première petite molaire; il aurait vu que

(1) Page 96.

chez l'homme dont toutes les dents sont en place, cette ouverture est au-dessous et vis-à-vis du fond de l'alvéole de la seconde petite molaire, et même quelquefois un peu en arrière ; il aurait vu que l'espace alvéolaire qui répond d'une part à cette ouverture et de l'autre au milieu de la base de l'apophyse coronoïde, est occupé chez l'enfant par les deux petites molaires de lait, et chez l'adulte par les trois grosses molaires ; il aurait vu que chez l'enfant l'alvéole de la première grosse molaire est en rapport avec la face interne de la base de l'apophyse coronoïde, et que chez l'adulte elle est très-peu éloignée de la ligne verticale qui répond à l'ouverture externe du canal maxillaire ; il aurait vu que toujours l'intervalle qui s'étend de la symphise du menton à cette ouverture, est égal à celui qui se trouve entre cette ouverture et le milieu de la base de l'apophyse coronoïde ; il aurait vu que les deuxièmes petites molaires de remplacement, étant encore molles et comme pulpeuses, sont placées entre les racines des deuxièmes molaires de lait, et qu'elles ne cessent d'y rester en s'ossifiant,

vent la sollicitude des pères et mères n'a eu qu'à se féliciter, et dont les bouches de leurs enfants proclament les avantages.

Mais, qui le croirait? c'est contre cette méthode que M. Delab... élève la voix; et d'abord il l'attaque d'après ce qu'un dentiste anglais, Fox, en a écrit en 1803, comme s'il avait voulu donner à entendre que le temps n'en avait pas encore sanctionné l'usage : cependant on ne peut nier que les principes les plus sages et les plus solides n'en aient été donnés il y a près de quatre-vingts ans, ainsi que l'attestent les écrits de Bunon, Bourdet et Hunter : le premier, dans un *Essai sur les maladies des dents*, imprimé en 1743, p. 120, s'exprime d'une manière bien précise et bien claire. « Tous les enfants, dit-il, qui ont les mâchoires bien conformées, je veux dire d'une juste étendue, cintrées régulièrement, et les dents de lait bien rangées, ont les dispositions les plus favorables pour faire espérer que leurs secondes dents s'arrangeront dans un bel ordre, et qu'elles seront moins sujettes à la carie. Au contraire, ceux qui ont les mâchoires étroites, et les dents de lait trop serrées, ont évidemment des dispositions à avoir les dents nouvelles fort mal arrangées.

» C'est pourquoi..... si l'on aperçoit une dent nouvelle dont le volume excède la capacité de la place qu'occupait la première, il faut pour la mettre à son aise ôter les deux dents voisines, sans attendre qu'elles tombent naturellement. En ôtant ces dents à propos, on facilite la venue des autres et on leur ménage une place commode. Les canines sacrifiées aux incisives, et les petites molaires aux canines, leur laissent un espace libre pour prendre d'elles-mêmes un bel arrangement... On peut, suivant l'exigence des cas, ôter quelques petites molaires nouvelles; car, je le répète, il vaut beaucoup mieux avoir une ou deux dents de moins dans chaque mâchoire, pourvu qu'on en soit dédommagé par un arrangement convenable, que d'avoir toutes ses dents complètes, mais rangées confusément et mal à leur aise.

» Au reste, dans ces opérations, c'est à la prudence du dentiste à apporter tous les ménagements dus à la faiblesse de l'âge.

due que la première; 3° que ce serait en vain qu'on compterait sur l'agrandissement de cette partie des os de la mâchoire pour le bel arrangement des dents; 4° enfin que proposer de mettre l'art à contribution pour produire cet agrandissement, c'est entasser erreur sur erreur.

§ IV.

De l'arrangement des secondes dents suivant les idées reçues.

Il est incontestable qu'il est dans l'ordre de la nature que les dents se rangent bien et forment une belle arcade dentaire ; il ne l'est pas moins aussi que très-souvent elles se placent mal, et qu'elles offrent l'image du désordre ; c'est un mal auquel l'art est fréquemment requis de porter remède ; heureux quand c'est dans le commencement ! il aide la nature dans son travail ; et le dentiste, comme le médecin, peut, suivant l'expression d'Hippocrate, être appelé *naturæ minister* : plus tard, c'est-à-dire quand toutes les secondes dents sont revenues, qu'il n'y en ait qu'une ou plusieurs qui soient mal rangées, il faut avoir recours à diverses opérations pour lesquelles les fils, les plaques, et les pinces sont employés. Que l'on réussisse ou non, ces opérations ne se font pas toujours sans gêne, pour ne pas dire avec douleur, et il n'en faut pas davantage pour que des parents ne veulent pas y soumettre leurs enfants, ou même que ceux-ci s'y refusent obstinément; et on ne peut en disconvenir, il convient que celui qui doit être opéré, s'y prête volontiers, sans quoi on ne doit et on ne peut même rien entreprendre. Ces circonstances, et plus encore les principes de la science, ont dû nécessairement porter les dentistes à chercher la cause des désordres de la denture, afin de les prévenir autant qu'il serait en leur pouvoir; de là ces observations pratiques, aussi lumineuses que constantes, d'après lesquelles Bunon et Bourdet ont donné des préceptes pour le bel arrangement des dents; de là ces précieuses recherches d'anatomie à l'aide desquelles Hunter paraît en avoir garanti le succès; de là aussi ce concours unanime des dentistes à adopter une méthode dont sou-

cela arrive souvent, la canine n'eût pas assez de place, il faudrait lui en procurer, en ôtant la première petite molaire.........

Ainsi, continue Bourdet, pour procurer un bel ordre aux dents, il suffirait que le dentiste chargé de gouverner la bouche d'un enfant, le prît dès l'âge de sept ans jusqu'à quatorze ou quinze ans, et qu'il eût soin de la visiter seulement tous les trois mois,......... et l'on éviterait d'employer les fils, les plaques et autres instruments qui servent à redresser les dents ; moyens bien plus douloureux et plus fatigants que la simple extraction des dents qui nuisent à l'arrangement des autres. »

Une preuve encore que Bourdet n'a pas traité l'arrangement des dents avec indifférence, c'est qu'il fait observer que pour ôter des dents de lait, « il faut avoir des raisons valables : car, quand on en ôte plusieurs de suite (1), dit-il, sans attendre qu'elles soient ébranlées, les secondes ne s'arrangent pas si bien, parce qu'elles trouvent plus de place

(1) Id. page 63.

qu'il ne leur en faut ; ce qui n'arrive point quand on les ôte à mesure qu'elles se renouvellent, ou *qu'elles gênent les dents voisines et les empêchent de se bien placer*, parce qu'alors elles ne prennent exactement que la place qu'elles doivent occuper. »

Et Hunter, parce qu'il n'est pas entré dans les détails minutieux de l'art du dentiste, qui regardent l'arrangement des secondes dents, doit-il passer pour n'en avoir rien dit, ainsi que l'avance M. Delab.? Ne comptera-t-on pour rien ses recherches anatomiques qui prouvent que la partie de l'arcade alvéolaire qui comprend les dix dents primitives ne s'agrandit point entre les deux premières grosses molaires, et que les dix dents secondaires ne s'y rangent pas moins, quoique avec une différence dans leur volume? Ne comptera-t-on pour rien son précepte d'ôter la dent de lait, dont le voisinage nuit à l'arrangement de celle qui sort (1) ? Ne comptera-t-on pour rien ce qu'il prescrit pour le bel ordre de la denture au *cha-*

(2) But it is often much more service to pull out the neighbouring, or adjacent temporary tooth, id. pag. 107.

» Une bouche négligée dans le temps que les dents se sont renouvelées, n'est pas sans remède ; on en répare les difformités, on rétablit l'ordre des dents par le moyen des fils et des cordonnets, du pélican, des pinces droites, des lames d'or ou d'argent, et souvent même par le sacrifice de quelques dents ; mais ces opérations qui demandent pourtant de la jeunesse dans le sujet, sont bien plus longues et bien plus pénibles que celles qu'on fait dans l'enfance. »

Non moins attentif que Bunon à l'arrangement des dents, Bourdet suit à-peu-près les mêmes principes ; il en recherche les causes, et à ce sujet il fait la remarque que parmi les dents renouvelées, les grandes et les petites incisives ainsi que les canines sont toujours plus larges que celles de lait, et que les molaires de remplacement sont d'un tiers environ moins larges ; aussi trouvant dans cette disposition le remède à côté du mal, il s'exprime ainsi (1) : « Les dents viennent encore

(1) *Recherches et observations sur toutes les parties de l'art du dentiste*, tome 1, page 68.

mal rangées, parce qu'on néglige de leur donner la place convenable à mesure qu'elles sortent, en ôtant celles de lait qui les gênent. En effet, lorsqu'à mesure que les incisives se renouvellent, on a soin d'ôter celles de lait qui ne font que les embarrasser et occuper une place inutile, ces incisives, en s'allongeant, s'arrangent d'elles-mêmes, et remplissent à la fin le vide qu'ont laissé les dents de lait qui sont ôtées. Si une canine se renouvelle avant une petite molaire, celle-là ne trouve plus de place, à moins qu'on ôte la molaire ; ainsi elle percera hors de rang : mais si on la met à son aise en sacrifiant celle-ci, elle se placera d'elle-même en occupant, à la vérité, une partie de la place qu'a laissée sa voisine. Quand la petite molaire se renouvelle, si elle n'a point assez de terrain, il faut ôter la dernière molaire de lait, et alors elle trouve à se bien placer. Lorsque cette dernière à son tour vient aussi à se renouveler, comme elle est beaucoup plus étroite que sa devancière, elle trouve ordinairement assez de place...... Enfin si les petites molaires s'étant renouvelées avant les canines, comme

pitre V sur l'irrégularité des dents (1), et ses observations sur les irrégularités qui existent parfois entre les dents et les mâchoires. Certes on serait tenté de croire que M. Delab. n'aurait pas lu l'ouvrage du célèbre anatomiste anglais, s'il n'avait prévenu (2) ses lecteurs qu'il avait employé quelques instants de loisir à le traduire, et que son intention avait été de le livrer à l'impression, sans les nombreuses omissions qu'il y a trouvées.

A côté de ces autorités rapprochons le passage de Fox (3), traduit ainsi par M. Delab.: « L'irrégularité des dents permanentes est, le plus ordinairement, occasionée par la résistance qu'opposent les dents temporaires les plus voisines; *ce qui arrive toujours si les*

(1) A practical treatise on the diseases of the teeth, pag. 198 et 207.

(2) Page 7.

(3) Irregularity of the permanent teeth is *must commonly* occasioned by the resistance made by the nearest temporary teeth; this is *always* the case if the temporary teeth are small and close set; for as the permanent *incisores* are much larger than the temporary, they require more room; but as the space left by the shedding of the

dents temporaires sont petites et rapprochées les unes des autres ; car les dents permanentes incisives étant beaucoup plus larges que les temporaires, elles requièrent plus de place ; mais comme l'espace résultant de la mue des temporaires est trop étroit pour le placement régulier des permanentes, celles-ci sont exposées à se presser contre les dents voisines, ce qui les détourne fréquemment de la bonne direction. »

De ce passage (1) M. Delab. conclut que « Fox et tous ceux qui pensent comme lui considèrent donc les dents temporaires comme nuisant à l'arrangement régulier de celles de remplacement. » Mais, attentif à la valeur des expressions et aux partitions du discours, ne doit-on pas voir que Fox dit seulement, dans le premier membre de la phrase, *le*

---

temporary teeth is too small for the regular position of the permanent; they are exposed to the pressure of the next tooth, and hence are *frequently* turned out of their right direction.... *The natural history of the human teeth*, tome 1, page 46.

(1) Page 125 et 126.

plus ordinairement (must commonly), et non pas *toujours;* tandis que dans l'autre il se sert du mot *toujours* (always), mais sous le régime d'une condition, c'est-à-dire, si les dents sont petites et rapprochées? De plus, à la fin de ce passage, en supprimant le mot *fréquemment* (frequently), M. Delab. a donné au discours un sens plus étendu qu'il ne l'est réellement.

Avec cette courte explication il est facile de reconnaître que le moyen proposé par Fox pour prévenir l'arrangement défectueux des dents, s'accorde parfaitement avec ce qu'en ont dit d'abord nos dentistes français. Ce n'est donc point la méthode de Fox, mais celle de Hunter, de Bourdet, de Bunon; ou plutôt c'est la méthode de tous; c'est la méthode dont le temps a déjà fait une heureuse épreuve, que M. Delab. a la prétention de faire abandonner.

Il n'y a point de doute que son expérience ne lui donne le droit de mettre en question quelques points de la science; mais ici que peut l'expérience d'un seul contre celle de plusieurs, pour ne pas dire de tous? « Ce n'est, nous dit-il à la vérité (1), qu'après avoir recueilli une immense quantité de faits, pendant douze ans, dans divers établissements publics renfermant une grande quantité d'enfants des deux sexes, de toutes sortes de classes et de tempéraments, que j'ose attaquer le *système* admis par des auteurs d'ailleurs savants, mais qui ont erré en établissant, *contre le vœu de la nature* et contre toute raison, la nécessité d'opérations *répétées*, *douloureuses*, *inutiles* et souvent *dangereuses*. »

Une telle sortie contre la méthode généralement adoptée, me rappelle cet homme trop fameux qui eut l'audace de dire dans une occasion, à la bibliothèque royale, qu'il s'occupait d'un livre qui ferait jeter au feu tous les ouvrages de Newton : il fut imprimé en effet, et Newton cependant ne continue pas moins d'être l'objet de notre admiration. Quelque apparence de nouveauté et d'éclat que semblent présenter d'abord les idées d'un auteur, souvent elles ne peuvent prévaloir contre la solidité des idées reçues, et la

(1) Page 131.

fable d'Icare se renouvelle. « Mais le malheur, disait anciennement un médecin normand à un de ses confrères (1), nous sommes en un temps où on ne croit point en paroles : il faut des effets pour les faire valoir, et des raisons pour en aider la mise. » Examinons donc les objections de M. Delab.

La première : *Cette méthode est contre le vœu de la nature.* Entraîné par ses idées sur l'agrandissement des mâchoires, notre auteur fait observer (2) que « toutes les vingt dents temporaires devant être remplacées par un pareil nombre d'adultes, chacune d'elles ne forme de véritable obstacle qu'au moment où celle qui doit lui succéder commence à se montrer; et au lieu de considérer les voisines comme s'opposant à l'arrangement de celle qui arrive et cherche à s'intercaler entre elles, il les regarde comme offrant des points solides contre lesquels cette dent s'appuie, forçant ainsi la mâchoire à s'élargir.

(1) L'ombre de Nécrophore, vivant charretier de l'Hôtel-Dieu, page 27.

(2) Page 139.

Aussi dit-il ailleurs que, plus on ôte de dents temporaires, plus les mâchoires se rétrécissent, au lieu qu'il faudrait les faciliter et quelquefois même les forcer de s'agrandir : de là probablement le précepte de laisser agir la nature toute seule pour le redressement des dents qui, en sortant, se placent obliquement.

Réponse. Quoi donc ! lorsque l'anatomie démontre que les lois de la nature sont pour l'arrangement des secondes dents, telles que l'incisive centrale de remplacement tend à empiéter sur la place qu'occupe l'incisive latérale de lait, et qu'il en est de même de celle-ci à l'égard de la place de la canine de lait et de suite aux molaires primitives, ce serait agir *contre le vœu de la nature* que d'extraire la dent de lait dont le voisinage gêne le placement de la dent qui sort? Avec cette manière de voir, qui n'est rien moins que conforme aux grands principes de la science et de l'humanité, il faudrait donc compter sur la nature pour voir cesser des

(1) Page 131.

difformités qui se manifestent dans la plus tendre enfance ; et lorsqu'on aperçoit dans les enfants un commencement de courbure soit du côté des jambes, soit du côté de l'épine du dos, il faudrait aussi attendre jusqu'à l'accroissement parfait pour en arrêter les tristes effets. Je n'invoquerai point ici le témoignage de M. Dyvernoi et de M. Lacroix ; le bon sens seul suffit ici pour fixer l'opinion sur cette manière de raisonner.

IIe objection : *Cette méthode est nuisible à l'arrangement des secondes dents.* Une partie de ces *dentitions vicieuses* que nous rencontrons dans la société, dit M. Delab. (1), ne serait-elle pas due au système perturbateur admis par les dentistes ?... Car si on a ôté, par exemple, six dents primitives antérieures pour placer les quatre incisives de deuxième dentition, celles-ci se déjettent obliquement, s'écartent les unes des autres, et ne laissent d'autres ressources aux conoïdes que de venir en dessus ou en dessous des incisives latérales (2)... de là ces surdents que la

(1) Page 124. (2) Page 94.

plupart des dentistes trouvent plus expéditif d'ôter que de ramener dans le rang (1).

Réponse. Ici il importe de remarquer que jamais on n'a donné le précepte d'ôter six dents antérieures pour en placer quatre. Bunon et Bourdet, comme je l'ai déjà dit, ont recommandé beaucoup de prudence dans ces sortes d'extractions pour l'arrangement des dents; et leur expérience, confirmée par l'anatomie, a démontré que la chute ou l'extraction des molaires de lait, plus petites que celles qui leur succèdent, facilitait l'arrangement des dix dents secondaires, pourvu toutefois que l'arc maxillaire ne fût pas difforme. Dans ce cas seul Bourdet et autres ont exprimé la nécessité d'extraire la première petite molaire de remplacement, tant pour la beauté que pour la bonté de l'arcade dentaire.

IIIe Objection. *Cette méthode est intempestive et dangereuse.* Si l'on fait dans un âge tendre, ainsi que le remarque M. Delab. (2), l'évulsion d'une dent molaire de

---

(1) Page 128.

(2) Pag. 9 et 189.

lait, on peut offenser ou même enlever le germe de celle qui doit la remplacer, ce qui privera l'enfant d'une dent adulte; et pour preuve il cite (1) l'exemple d'une petite fille de onze ans, d'une bonne constitution, à laquelle on a ôté à l'âge de quatre ans les quatre molaires temporaires de la mâchoire inférieure, pour cause de carie; une seule est remplacée, dit-il, depuis six mois, mais le bord alvéolaire où devraient venir les autres est très-aminci et anguleux, ce qui lui fait présumer qu'il n'y a pas d'espérance que les autres dents de cette série ornent jamais la bouche de cet enfant. De plus il assure (2) qu'ayant été obligé de faire l'évulsion prématurée de quelques dents molaires de lait, il a trouvé deux fois entre leurs racines le germe de la dent sous-jacente qui devait prendre la place de la première.

Réponse. Je ne dirai pas que dans cette objection M. Delab. reproduit une vieille erreur qui n'a point échappé aux judicieuses observations de Bourdet, et dont il a fait jus-

(1) Page 190. (2) Ibid.

tice. Il y a plus de vingt ans que parmi les accidents de l'extraction des dents, j'ai fait mention de la perte d'une dent de remplacement qu'on avait ôtée avec les débris d'une molaire de lait, en croyant qu'elle en faisait partie (1); mais je ne connais point d'exemple où le germe de la molaire de remplacement ait été enlevé ou détruit par l'extraction de celle qui précède. Cet accident me paraît d'autant plus impossible que l'enfant est dans un âge tendre, puisque, comme beaucoup d'anatomistes l'ont démontré, le germe de la dent est alors renfermé dans son alvéole propre, qui, comme une coque tout osseuse, sépare ce germe des racines de la molaire de lait, et que par conséquent on ne peut enlever l'un sans l'autre; accident qui serait facile à reconnaître par la présence de cet alvéole, et ce dont M. Delab. ne parle pas, non plus que des déchirements de la gencive et autres lésions consécutives qu'un bon observateur ne peut manquer de noter lorsqu'ils ont lieu. Quant à ce que l'enfant

(1) *Des Accidents de l'extraction des dents*, 1802, page 34.

dont il est question n'a encore qu'une molaire, et que les trois autres ne se sont pas renouvelées, M. Delab. n'ignore nullement que toutes les molaires ne sortent point à la même époque ; que la nature met un temps plus ou moins long, par exemple six mois, entre la sortie de chacune ; que si parfois ces molaires commencent à paraître ou sont toutes sorties à onze ans, il est des cas où on ne voit encore les dernières paraître qu'à l'âge de quatorze, quinze ou même seize ans, sans même parler de celles qui ne reviennent qu'après la vingtième année ; et qu'enfin des maladies locales, ou de tout le système, peuvent avancer ou retarder l'apparition des dents, ainsi que j'en ai fait depuis long-temps la remarque (1). D'après ce, M. Delab. ne peut avoir ni inspirer autant de craintes sur les dangers de l'extraction des molaires de lait.

IVe Objection. *Cette méthode est cruelle, barbare.* Quoique M. Delab. ne le dise pas d'une manière précise, il paraît bien la con-

---

(1) Voy. les *Bulletins de la faculté de méd. de Paris.*

sidérer comme telle, en lui attribuant *des manœuvres défectueuses*, *des opérations répétées*, *douloureuses*, *inutiles*, et surtout d'après la note suivante (1) : « Malheur à ceux qui tombent sous la main téméraire des dentistes qui n'ont point fait d'études anatomiques! *Arracher* des dents et en mettre, voilà en quoi ils font consister leur *métier*. Un de ceux-là étant allé un jour dans une pension de jeunes demoiselles, ôta tant de dents temporaires, en disant qu'il en pousserait d'autres, et jugeait qu'il fallait encore tant en ôter, que la maîtresse *épouvantée* trouva à propos de faire cesser *ce petit carnage*. »

Réponse. Quelle que soit l'imprécation de M. Delab. contre ceux qui ne s'occupent que de la partie mécanique de la science du dentiste, on ne peut qu'être étonné de son jugement sur le fait qu'il rapporte. Qu'une dame ait été épouvantée en faisant extraire des dents aux jeunes personnes de son pensionnat, cela se conçoit facilement : d'une part les pleurs, les cris, expriment d'autant plus

---

(1) Page 192.

là douleur qu'on est dans l'âge le plus tendre; de l'autre, la sensibilité qui fait le partage du sexe, en est excessivement émue ; aussi peut-on dire que la conduite de cette dame fait l'éloge de son cœur : mais n'étant pas initiée dans les profonds mystères de la nature, ni dans les sages préceptes de la science, elle n'a pu apprécier les motifs qui dirigeaient la main du dentiste ; et l'on en conclura peut-être, à juste titre, que dans le cas dont il s'agit elle a moins rempli les intentions des parents, que le dentiste sans doute éclairé en qui elle avait mis toute sa confiance. Ce trait nous rappelle ce qui arriva à un médecin grec, Archagatus : son arrivée à Rome y causa d'abord une grande satisfaction ; mais bientôt on ne vit que de la cruauté dans l'usage qu'il fit du fer et du feu dans le traitement des maladies, ce qui lui fit donner le nom de bourreau, *carnifex*, et inspira de l'aversion et pour l'art et pour les médecins. Bien différente en cela fut la ville de Rouen, où Lecat et David, à l'aide du ciseau, du maillet et du feu, firent avec le plus grand succès des opérations insolites, étonnantes ; aussi cette ville devint-elle alors comme une nouvelle source où les Anglais et les Français s'empressèrent d'aller puiser ces grandes leçons de la chirurgie active pour laquelle les uns et les autres semblent aujourd'hui rivaliser. Ainsi, par les leçons de l'expérience se développent nos idées, se forme notre jugement, et se règlent nos actions; vérité de tous les temps, qui, au-dessus de toute passion, doit fixer l'opinion sur le fait de *carnage* attribué à un dentiste.

Prétendre aussi que la méthode généralement adoptée est *barbare*, en avançant que les extractions des dents y sont répétées et douloureuses! déjà ce qu'en ont dit et Bourdet et Bunon, tend à prouver le contraire; mais l'examen des procédés opératoires de M. Delab. ne laissera aucun doute. En vain mettant en avant le fruit de ses observations, voudrait-il persuader qu'elle est barbare, en ce que les opérations sont inutiles. « Pourquoi, dit-il (1), trouve-t-on tant de *surdents* chez les enfants de la classe aisée, qui sont ceux dont la dentition est la plus soignée,

---

(1) Page 124.

tandis qu'elles sont si rares chez les indigents qui n'ont guère recours aux gens de l'art, et s'en rapportent entièrement à la bonne nature. Une partie de ces *dentitions* vicieuses que nous recontrons dans la société, ne serait-elle pas due au système perturbateur admis par les dentistes. Nous voyons, ajoute-t-il (2) dans une note, se renouveler continuellement les enfants à l'hospice des Orphelins, et dans ce grand nombre il s'en trouve très-peu dont les dents soient mal rangées ; cependant la plupart sont délicats, leurs organes sont affaiblis par la privation d'une nourriture suffisante, ce qui devrait les disposer à une denture irrégulière, en nuisant au développement général. »

Une telle manière de raisonner n'est rien moins que propre à prouver que la méthode en question soit *inutile* et par conséquent *barbare;* et d'abord les surdents chez l'enfant de la classe aisée, prouvent plutôt que sa bouche n'a pas été soignée comme elle devait l'être ; en second lieu, on ne peut avoir une

(1) Page 126.

certitude absolue sur la rareté des surdents chez les enfants des pauvres, puisque le dentiste n'est souvent consulté pour eux que quand ils souffrent des dents, tandis que les riches requièrent ses soins pour l'arrangement et la propreté de la denture de leurs enfants. De plus, en France et en tout pays, on voit souvent riches comme pauvres avec des dents fort mal rangées, sans qu'aucun dentiste ait surveillé leur arrangement; enfin comme on remarque ordinairement que tous les os sont longs, mais très-grêles, chez les enfants qui sont dans un état de débilité, soit congénial, soit acquis dès le plus bas âge, et entretenu par un défaut d'assimilation des sucs nourriciers; de même il est facile de reconnaître que les dents participent à cette conformation vicieuse de tout le système osseux, et qu'en raison de leur moindre volume, elles s'arrangent toujours bien sur le bord alvéolaire des os de la mâchoire, lesquels se sont très-allongés transversalement, ainsi qu'il arrive aux enfants débiles dont parle M. Delab., et comme on l'observe chez les jeunes personnes qui ont les pâles couleurs, et même chez certains peuples.

Depuis long-temps ces faits ont fixé mon attention, et j'en ai communiqué quelques résultats à la société de la faculté de médecine de Paris (1) : peut-être s'étonnera-t-on que M. Delab. n'en ait tenu nul compte dans la comparaison qu'il a voulu établir sur l'arrangement des dents chez les riches et chez les pauvres. Cependant cette considération était nécessaire pour une comparaison qui ne peut être admissible qu'à parité égale ; et faute d'y avoir eu égard, on ne peut admettre celle qu'il propose, encore moins en conclure que la méthode d'arranger les dents, suivant les idées reçues, est inutile, et par conséquent barbare. Mais voyons si ces reproches n'appartiennent pas plutôt à la méthode dite naturelle.

§ V.

De la méthode naturelle de diriger la seconde dentition.

Après avoir erré dans le jugement qu'il a porté sur l'arrangement des dents, suivant

---

(1) Voyez les *Bullet. de la faculté de méd. de Paris.*

les idées généralement reçues, M. Delab. sera-t-il plus heureux dans l'opinion qu'il s'est formée sur la méthode naturelle de diriger la seconde dentition ? « Cette méthode est, dit-il (1), fondée sur le principe que toutes les vingt dents temporaires devant être remplacées par un pareil nombre d'adultes, chacune d'elles ne forme de véritable obstacle qu'au moment où celle qui doit lui succéder commence à se montrer. » En conséquence, il veut (2) qu'on ne fasse l'extraction des dents de lait qu'à mesure que chacune d'elle est ébranlée par celle qui doit la remplacer, et cela dans l'ordre suivant : 1° les incisives centrales ; 2° les incisives latérales ; 3° les premières petites molaires ; 4° les secondes petites molaires ; et 5° enfin les canines. S'il arrive que ce soient les canines qui devancent les petites molaires, il se conduit en conséquence en ôtant celles dont l'ébranlement l'avertit de ce qu'il faut faire. Si une de ces dents est venue en arrière, il recommande d'ôter seulement celle dont elle

(1) Page 139. (2) Page 136.

doit occuper la place, quand même sa voisine se trouverait ébranlée. Lorsque les vingt dents sont renouvelées, et que quelques-unes d'elles sont hors de rang, il prétend qu'on ne doit pas tenter de les ramener dans le cercle, ni qu'on ne doit point se hâter d'en faire l'extraction, parce que, dit-il (1), la mâchoire s'élargit quelquefois lorsqu'on l'espère le moins, de sorte que de plusieurs dents que l'on avait soupçonnées devoir être ôtées un jour, le sacrifice d'une seule devient suffisant : en temporisant on n'encourt donc qu'une chance favorable. Enfin il ajoute (2) qu'il ne se résout à enlever des dents mal rangées, que vers l'âge de quinze ou seize ans, parce qu'alors seulement l'arc antérieur de la mâchoire n'est plus guère susceptible d'agrandissement.

« D'après cette méthode, le chirurgien dentiste, dit M. Delab. (3), n'a besoin que d'être, pour la plupart du temps, tranquille observateur de la mue des dents, puisque souvent les temporaires tombent d'elles-mêmes; et

(1) Page 142. (2) Id. (3) Pages 138 et suiv.

lorsqu'il a cru devoir aider la nature, on voit qu'il n'a ôté qu'une seule dent pour qu'il s'en plaçât une autre.....; et au lieu de considérer les voisines comme s'opposant à l'arrangement de celle qui arrive et cherche à s'intercaler entre elles, je les regarde, continue-t-il, comme offrant des points solides contre lesquels cette dent s'appuie, forçant ainsi la mâchoire à s'élargir; mais si ce dernier effet n'a pas lieu, je pense qu'il est bon d'employer une force mécanique pour l'exciter. Il est d'ailleurs prouvé (1) que, quelle que soit la largeur des dents de deuxième *pousse*, et quand même leur nombre serait plus grand qu'il n'est d'ordinaire, elles auront toujours une tendance à se bien ranger, si l'arc maxillaire s'évase proportionnellement, soit naturellement, soit par les secours de l'art..... il est évidemment démontré (2) que le problème à résoudre est d'agrandir la mâchoire. »

Heureux, dira-t-on, est M. Delab. d'avoir trouvé la solution de ce grand problème!

---

(1) Page 132. (1) Page 146.

heureux aussi les enfants dont la deuxième dentition aura été *guidée* suivant cette méthode ! Mais l'âge viendra, et bientôt on reconnaîtra que l'illusion a pris la place de la vérité. La physionomie n'offrira point toutes les grâces du jeune âge ; des dents mal rangées la défigureront. La méthode de M. Delab. lui offrira, il est vrai, les moyens de remédier à ce désordre de la denture ; l'arsenal de la chirurgie dentaire est là, et les ligatures, les limes, les plaques, les coins et les instruments à luxer ou à extraire les dents ne seront point négligés. Mais avant d'examiner l'application de ces moyens opératoires, il importe de s'arrêter aux idées qui ont servi de base à sa méthode, afin de connaître ce qu'elles présentent d'original et de vrai, et en même temps de pouvoir juger comparativement avec la méthode reçue si elle est moins contre nature, moins douloureuse et moins cruelle.

1° L'opinion des hommes a pu varier sur le nombre des dents qui tombent et qui se renouvellent, mais la nature est constante pour le nombre de vingt primitives et de vingt secondaires ; le fait a été constaté par l'observation il y a deux cents ans. C'est aussi à la même époque qu'il a été reconnu que les canines sortaient indistinctement avant ou après les petites molaires des deux dentitions.

2° Comme en bonne logique on ne conclut jamais du particulier au général, M. Delab. ne peut tirer aucune conséquence en faveur de sa méthode naturelle, de ce que parfois des dents surnuméraires ont pu bien se ranger entre les autres dents ; aussi, par la même raison, je ne lui objecterai point ce que l'expérience démontre le plus souvent en pareil cas, savoir que tantôt les dents surnuméraires empêchent le bel arrangement de la denture, et que tantôt aussi, ce qui est le plus fréquent, elles se rangent fort mal. Ce n'est point dans les écarts de la nature qu'il faut chercher des règles, mais bien dans ses lois régulières et constantes.

3° Que l'homme de lettres et le physicien exercent leur critique sur les mots *élargir*, *évaser*, *agrandir*, que M. Delab. a choisis pour exprimer l'accroissement de cette partie de l'arc maxillaire où sont situées les vingt dents qui se renouvellent, peu nous importe : les recherches anatomiques ayant fait connaître que la partie désignée n'était pas susceptible d'accroissement après la sortie des premières grosses molaires, qui sortent de six à sept ans ; ce serait agir contre les faits et la raison, que de compter sur cet accroissement pour le bel ordre des dents.

4° Rester tranquille observateur de la *mue* des dents, ou n'en ôter qu'une pour celle qui doit la remplacer, passerait sans doute pour une idée neuve, si on ne la retrouvait dans la conduite de ces grand'mères qui se mêlent parfois d'ôter les premières dents de leurs petits-enfants, quand elles branlent ; dussent celles qui leur succèdent venir obliquement. Il ne manque à la méthode de M. Delab. que de ne pas indiquer le bout de fil ou la pièce de monnaie dont ces bonnes mères se servent pour cette opération.

5° Il faut avoir une bien faible connaissance des lois de la mécanique, pour croire et avancer que les dents qui se renouvellent, peuvent en s'intercalant entre elles opérer l'allongement des os de la mâchoire, et préparer ainsi une voie pour le bel arrangement des dents. En les voyant un peu arrondies sur leurs côtés comme sur leurs faces, un ouvrier en mécanique rirait d'une pareille idée ; et qui ne sait qu'en se rangeant les secondes et les troisièmes grosses molaires ne forcent plutôt les dents antérieures à sortir quelquefois de leur ligne ?

6° En voyant M. Delab., toujours plein de cette idée que la mâchoire s'élargit pour le placement des secondes dents, proposer d'exciter cet effet par une force mécanique, j'aurais pu croire qu'il allait parler d'un moyen semblable à celui dont se servent les Caraïbes pour aplatir et rendre ainsi plus large le front de leurs enfants ; c'est une petite planche qu'ils appliquent sur le front et qu'ils serrent fortement derrière la tête, en l'y laissant jusqu'à ce que le front ait pris de la consistance (1) ; mais point du tout : il veut qu'on détermine l'agrandissement de la mâchoire en y attirant une plus grande nutrition (2).

---

(1) *Blumenbach*, *Collectionis craniorum dec.* I, p. 30.
(2) Page 145.

Cette idée-là est neuve, et paraît offrir quelque chose de plus que nature. Cependant, comme pour attirer cette plus grande nutrition sur les mâchoires, il faut user de moyens irritants, ne doit-on point craindre d'y attirer de la douleur, du gonflement, de l'inflammation, des abcès, et même la nécrose d'une partie de l'os, d'où résulterait aussi la perte de quelque dent? Les enfants sont assez sujets à ces sortes d'affections, et, sous ce rapport, on doit craindre les dangereux effets d'une irritation locale. Quoi qu'il en soit, M. Delab., en traitant de la dentition, n'en aura pas moins mis sur la voie d'un moyen qui tend à donner à l'homme une haute stature, en excitant l'allongement des os des cuisses et des jambes; viennent les expériences, quand on les jugera convenables.

7° Que certains pères et mères espèrent voir disparaître avec le temps la disposition vicieuse des dents de leurs enfants, un dentiste instruit ne peut raisonnablement proposer de courir de pareilles chances; elles ne sont rien moins que toujours favorables : pour avoir attendu tout du temps, souvent on a vu plusieurs dents mal rangées au lieu d'une seule, et le dentiste s'est alors trouvé contraint de multiplier les opérations pour remédier à ce désordre. Combien il en est différemment de celui-là qui est persuadé que l'expérience et l'observation doivent être ses guides, et qu'avec cela il est certain de réussir dans ce qu'il fait pour faciliter les dents à se bien ranger! L'un et l'autre lui ont appris que le mal est plus aisé à guérir dans son origine, ainsi que l'a répété le chantre de Fable sous cette forme sentencieuse :

Principiis obsta, serò medicina paratur.

Oui, c'est au premier moment qu'une dent paraît dans une mauvaise direction, qu'il faut s'occuper de rectifier celle-ci. Les dents antérieures, celles qui se voient le plus quand on parle ou qu'on rit, demandent spécialement l'attention et des parents et des dentistes, pour être bien rangées : en vain dirait-on que l'art est là pour les redresser : en physique comme au moral, il importe bien plus de diriger que de corriger. Aussi, pour ne pas se conformer à ce principe, M. Delab. est-il obligé d'avoir recours aux opérations aussi variées que multipliées qui font la principale partie de sa méthode naturelle.

§ VI.

Opérations de la méthode naturelle de diriger la dentition.

Quoique M. Delab. ait avancé (1) que, d'après sa méthode naturelle, le dentiste n'avait besoin que d'être un simple observateur pendant le renouvellement des dents, et que quand il y était obligé, il n'avait qu'une dent à ôter, pour faire place à celle qui lui succède, il n'en a cependant pas moins recommandé diverses autres opérations. On peut les considérer sous quatre points de vue principaux que l'auteur a toutefois confondus. La première opération a pour but de diriger les dents vers le lieu qui leur convient, et dont elles s'étaient déviées. « Souvent à l'aide d'un fil j'ai, dit-il (2), enlacé à la fois les dents temporaires et adultes ; il se gonfle par l'humi-

(1) Page 138. (2) Page 140.

dité, fait effort sur chacune d'elles, et reporte bientôt à sa place celle qui semblait prendre une mauvaise direction. « Depuis longtemps mise en usage, cette petite opération agit comme la pression du doigt, recommandée par Celse en pareil cas : elle est sûre quand elle est faite avec précaution, par les personnes de l'art, dans un temps opportun, et sous la condition expresse que l'espace où elle doit être *reportée* est suffisant; autrement, s'il n'y avait pas assez de place, et si on prétendait, comme le pense M. Delab. (1), qu'elle eût pour but de faciliter l'*évasement* de la mâchoire, et qu'on voulût l'y faire servir, elle ébranlerait plutôt toutes les dents, les disposerait à quelques maladies, et par-dessus encore, elle serait sans effet. Je dis qu'il convient de chercher à redresser une dent placée obliquement dans un temps opportun, parce que M. Delab. paraît le plus souvent ne l'entreprendre que quand son prétendu agrandissement de la mâchoire est achevé : ce temps est celui où la dent qu'on veut

(1) Page 140.

lier, est presque de niveau avec les autres, ou qu'elle n'y est arrivée que depuis peu. A cette époque, l'ossification de la racine n'est pas encore terminée, et alors, en considérant cette dent comme un levier renfermé dans l'alvéole, il est évident qu'en forçant légèrement la couronne de la dent à changer de direction, l'extrémité de la racine peut s'y prêter facilement. Il n'en est pas de même quand la racine est complétement ossifiée ; celle-ci, enveloppée et serrée de tous côtés par les parois de l'alvéole, ne peut céder à la puissance qui agit, c'est-à-dire, à la ligature, qu'en raison de l'engorgement de la membrane alvéolo-dentaire qui l'expulse du fond de l'alvéole : peut-être le bord de l'alvéole, qui est là comme un point d'appui élastique, cède en même temps à l'action de la ligature, et momentanément la dent paraît dans une meilleure situation. Mais quel est le dentiste qui n'a pas vu que parfois, quand la puissance avait cessé d'agir, l'engorgement se dissipant, et tout reprenant son état naturel, la dent sur laquelle on avait opéré, revenait peu à peu à sa position irrégulière ? D'après ce, il n'y a pas de doute qu'il vaut beaucoup mieux prévenir toute difformité dans l'arrangement d'une dent, que d'être obligé d'avoir recours aux fils pour la redresser.

Une seconde opération que M. Delab. regarde comme un bon moyen (1) pour l'arrangement des dents qui se placent mal, quoiqu'il l'ait trouvée indiquée dans un ouvrage rempli d'erreurs, consiste à mettre des petits coins de bois entre les dents, afin de forcer la mâchoire à s'élargir. Cette force mécanique lui paraît bien nécessaire, si l'on s'aperçoit que les dents de remplacement menacent de conserver l'obliquité vicieuse qu'elles affectent, étant trop pressées par les voisines, dont le temps de la mue n'est pas encore arrivé. A ne juger de cette force mécanique que par l'effet que produisent les coins de bois dont se servent les ouvriers qui travaillent dans les carrières, pour séparer des blocs de pierre ou de marbre, on se persuadera facilement qu'elle doit agir sur les dents d'une manière aussi puissante qu'expéditive ;

---

(1) Page 140.

mais les effets de cette action, qu'il faut encore supposer avoir lieu sans causer la douleur et l'ébranlement des dents, peuvent-ils s'étendre sur le tissu des os maxillaires, et les forcer mécaniquement à s'allonger à volonté pour l'arrangement des dents? Ce prétendu phénomène d'agrandissement de la mâchoire, ayant été déjà démontré imaginaire, d'après les lois de la nature, contre l'opinion de M. Delab., tout homme de bon sens ne pourra croire qu'il puisse jamais être le produit de l'art, et, par conséquent, il n'y comptera jamais pour prévenir ou corriger ce que la seconde dentition peut offrir d'irrégulier.

Limer sur les côtés les dents dont la largeur empêche qu'elles ne se rangent bien, est encore une opération qui fait partie de la méthode naturelle de diriger la seconde dentition. Passe pour une seule qu'on veut faire rentrer dans le rang, surtout vers l'âge de onze à douze ans; mais en limer plusieurs, pour obtenir en totalité, par ce moyen, l'espace d'un quart ou d'un tiers de dent, ainsi que le propose M. Delab. (1), et employer en

(1) Page 141.

sus des tractions sur ces dents par le moyen des fils, c'est-à-dire les ébranler et les forcer à quitter leur position vicieuse pour en prendre une meilleure, ou seulement pour ne la procurer qu'à une, et cela à l'âge de quinze à seize ans, n'est-ce pas soumettre plusieurs dents de remplacement à deux espèces d'opérations pour l'arrangement d'une dent ou de plusieurs, lequel arrangement aurait pu être le produit d'une opération faite sur une seule dent? et de plus, ne doit-on pas craindre, comme je viens de le dire au sujet des fils, que ces opérations multipliées ne répondent pas à l'intention de celui qui les a faites, ni au vœu de celui qui a le courage et la patience de les supporter? Dirai-je encore que si M. Delab. a appris de M. son père à se servir *d'une lime dite à évider*, pour séparer des dents trop serrées, en la portant entre elles immédiatement à leur collet, et en en dirigeant l'action jusqu'au sommet de leur couronne, son expérience eût dû aussi lui faire connaître que cette manière de limer est difficile, douloureuse, et souvent même impossible; tout comme elle n'eût pas dû lui laisser ignorer, et encore moins avancer (1) que *les limes épaisses et larges*, *dites à dentistes*, ne sont pas propres à la séparation des dents non cariées. Depuis long-temps, à notre recommandation, M. Raoul prépare des limes à séparer, plus minces que celles de M. Delab., et taillées en écouène sur une face. Avec de l'adresse, au surplus, on ne laisse point ces *entailles* que notre auteur craint tant, et qu'il désigne sous le nom de coins.

L'extraction de quelqu'une des secondes dents pour leur bel ordre, n'est point exclue de la méthode naturelle de M. Delab. « Ce n'est, dit-il (2), qu'après avoir parfaitement reconnu qu'on ne pourrait dans aucun temps ramener les dents mal rangées, que je me résous à les enlever, et je ne pratique ordinairement cette opération que vers l'âge de quinze ou seize ans, parce qu'alors seulement l'arc antérieur de la mâchoire n'est plus guère susceptible d'agrandissement. » Attendre jusqu'à cet âge! ce n'est pas prendre l'expérience pour guide : celle-ci dans plus

(1) Page 159. (2) Page 142.

d'une occasion a démontré que souvent, pour n'avoir extrait une dent mal rangée que trop tard, il en est résulté une autre difformité, c'est-à-dire, un vide entre deux dents qui n'auraient pu se rapprocher naturellement, ni même lorsque l'art aurait été employé ; et cela parce qu'on aurait négligé de faire attention au rapport qui existe entre les dents supérieures et les inférieures, et qui y forme une sorte d'engrenage capable de s'opposer au rapprochement des unes, au redressement des autres, et par conséquent au bel arrangement des dents. Cet engrenage ne peut être inconnu à M. Delab., sur-tout d'après ce que j'en ai dit dans le *Dentiste de la Jeunesse*, pour exciter la vigilance des pères et mères sur la seconde dentition de leurs enfants; et le moyen de le connaître est bien simple, puisqu'il ne faut que faire l'inspection des dents, quand les mâchoires sont serrées les unes contre les autres dans leur état naturel.

La chirurgie emploie quelquefois un bâillon entre les dents pour tenir les mâchoires écartées pendant qu'on opère dans la bouche ou dans l'arrière-bouche; ainsi M. Delab. met un grillage métallique sur deux molaires pour produire un pareil écartement, dans l'intention de faciliter l'action d'un fil à l'aide duquel il veut faire passer devant les incisives inférieures une incisive supérieure qui est derrière : de même Fox ramenait en avant des dents pareillement situées, avec des fils serrés et noués sur une plaque à laquelle il adaptait deux petits tasseaux en forme de bâillon. Un grillage qui n'est pas fixé avec des fils, et dont les traverses peuvent être écartées ou coupées par les tubercules des molaires qui se correspondent, présente beaucoup moins d'avantage que la machine de Fox. Mais pourquoi deux opérations au lieu d'une ? Pourquoi ne pas se contenter du bâillon? Dès l'instant que les mâchoires restent écartées, on voit la dent qui se dirigeait obliquement en dedans, en raison de l'obstacle que lui opposait sa correspondante, se porter naturellement en avant suivant la direction qui lui est propre, et il est inutile de l'y contraindre par des fils et des plaques. Souvent depuis plus de vingt ans j'ai eu occasion de faciliter avec le bâillon dentaire le replacement des incisives supérieures qui se dirigeaient en dedans; Laveran, MM. Bousquet, Touchard et autres dentistes en ont retiré les mêmes avantages. Ce bâillon consiste en une plaque d'or ou de platine, recourbée en forme de gouttière, et assez épaisse à sa face triturante pour que la dent ne trouve plus d'obstacle à prendre sa direction naturelle; on la fixe avec deux fils sur une des molaires de lait, de sorte que la mastication n'en est nullement empêchée. Décrit dans le Dictionnaire des Sciences médicales (article *Dent*), on s'étonnera sans doute que M. Delab. ait confondu la manière d'agir de ce bâillon, avec celle du plan incliné de M. Catalan, laquelle, quoique modérée par deux tasseaux qu'il y a adaptés, se passe toujours sur les dents qu'on veut redresser.

Autrefois, pour remettre dans sa véritable position une dent qui au lieu de la face antérieure présente la postérieure ou un de ses côtés, on la tournait sur son axe avec une pince droite; aujourd'hui M. Delab. propose de faire cette opération avec un petit dé de métal moulé sur la dent en question (1); on attache à ce dé un fil qu'on fait passer de côté sur plusieurs dents, jusqu'à une molaire où on le fixe. La traction continuelle qu'on exerce sur le dé par le moyen du fil, soit en le tordant, soit en le renouvelant, fait tourner peu à peu cette dent, et la rétablit comme elle doit l'être. L'auteur nous dit avoir employé cette petite machine avec succès. Ce moyen, quoique plus lentement, opère d'une manière moins douloureuse que le premier; cependant il importe de faire à son sujet quelques remarques essentielles. 1° Comme ces dents ainsi placées sont presque toujours en contact avec leurs correspondantes en s'entre-croisant, M. Delab. ne nous dit point s'il s'oppose au contact du dé, qui doit également avoir lieu ainsi que le démontre la gravure (2) qu'il a donnée de son application, soit en limant les bords tranchants des dents, soit en employant son grillage métallique. 2° Si on ne se sert que d'un fil, comme le propose notre auteur, on

(1) Page 148. (2) Fig. 48.

entraîne et on fait pencher nécessairement la dent du côté de l'attache du fil ; de là une obliquité qui en augmentant la somme des frottements, devient un obstacle dont on se mettrait à l'abri avec un second fil, qui agirait toujours suivant la direction du premier, quoique fixé du côté opposé ; la connaissance des leviers doit ici être notre guide. 3° L'âge du sujet sur lequel on doit opérer, n'est point à négliger ; ainsi on opérera plus sûrement à douze et quatorze ans qu'à vingt. 4° Enfin comme tout dentiste sait qu'un fil placé autour du collet d'une dent qu'on veut ramener à sa position naturelle, est un puissant auxiliaire, il regardera comme un oubli dans le procédé de M. Delab. de ce qu'il n'y en est pas fait mention.

Encore deux autres opérations! M. Delab., il est vrai, n'y a pas recours pour l'arrangement des secondes dents; cependant comme on pourrait s'y déterminer après en avoir puisé l'idée dans son traité de la dentition, il est bon d'en dire deux mots, afin que tout jeune praticien s'en tienne pour averti. La première consiste à couper avec des pinces incisives la partie de la couronne d'une dent qui fait trop de saillie du côté des lèvres ou de la langue, et les blesse : quoique recommandée par quelques écrivains, la saine pratique ne l'a jamais mise et ne la mettra nullement en usage. En vain voudrait-on lui donner quelque valeur d'après les expériences que M. Delab. a faites à l'hospice des Orphelins; pour s'assurer si les premières dents avaient des nerfs, et si par conséquent elles étaient sensibles, il a coupé à de pauvres enfants de six à sept ans, avec une pince tranchante, quelques dents de manière à mettre à découvert et de piquer le ganglion nerveux (1); en vain dirait-on aussi que quelques nègres sont dans l'usage d'enlever la partie cariée d'une incisive avec un petit couteau, sur lequel ils donnent un coup de marteau; l'intérêt de la science et l'humanité réprouvent cette opération pour faciliter l'arrangement des dents.

L'autre opération est le débridement de l'ouverture du col de la matrice dentaire; pour s'en former une idée, il faut se ressou-

---

(1) Page 107.

venir que notre auteur compare la dent sous la gencive à l'enfant dans le sein de la mère, et sa sortie à un accouchement. « Les accidents, dit-il, qui dépendent de l'odontocie se développent plus particulièrement à l'instant où la couronne est prête à franchir l'orifice externe de l'appendice de la matrice dentaire, et (*en note*) ceci est applicable à la première dentition comme à la deuxième..... Lors donc que les premiers accidents importants se manifestent à la sortie des dents, on ne doit point temporiser. *Le débridement de l'ouverture du col de la matrice doit être exactement fait* (1); mais comme elle ne s'aperçoit pas sur les gencives, il est indispensable d'acquérir par la dissection une idée précise de sa position, afin de ne pas faire d'incisions douloureuses et inutiles... » aussi a-t-il soin d'indiquer positivement à ses élèves, sur le sujet (le cadavre), l'endroit où il faut faire la petite incision, et la direction qu'il faut lui donner suivant l'espèce de dent à laquelle il est urgent de livrer passage. Mais pourquoi M. Delab. n'indique-

(1) Page 198.

t-il pas l'un et l'autre également dans un ouvrage qu'il destine à l'instruction des jeunes dentistes? Quoi qu'il en soit, il n'est point de chirurgien éclairé, il n'est point d'anatomiste qui ne devine les détails de cette opération, qui ne les apprécie à leur juste valeur, et qui ne soit intimement convaincu que le débridement de l'ouverture du col de la matrice dentaire n'existera que dans l'ouvrage de M. Delab., et qu'on ne le préférera jamais à l'incision ni à l'excision des gencives, qu'on pratique quelquefois pour remédier aux accidents qui accompagnent parfois la sortie des dents.

Telles sont les principales opérations que M. Delab. propose pour seconder les efforts de la nature, ou plutôt pour remédier aux écarts de celle-ci relativement à l'arrangement des dents, opérations sur chacune desquelles quelques réflexions émises suffisent pour qu'on puisse juger combien elles sont variées, multipliées, douloureuses, dangereuses, et même inutiles, puisqu'on peut les éviter en se conformant aux sages et judicieux préceptes que Bunon, Bourdet, Fox et autres ont donné pour faciliter le bel ordre des dents. Ainsi, sous le rapport des opérations, *la Méthode naturelle de diriger la seconde dentition*, mérite plutôt les reproches que M. Delab. a faits à celle qui est depuis long-temps généralement adoptée, et dans laquelle il ne s'agit que d'ôter le plus souvent une dent de lait ou parfois une dent de remplacement, qui empêche sa voisine de se placer convenablement pour une belle denture.

CONCLUSION.

De toutes ces remarques dictées par l'intérêt seul de la science sur le *Traité de la seconde dentition et sur la méthode naturelle de la diriger*, faut-il conclure que M. Delab. n'a rien moins que rempli le but qu'il s'était proposé ; que dans cet ouvrage entrepris pour déraciner quelques erreurs, il a pris pour telles ce qui n'en est nullement, et que même il en a substitué à la place de la vérité ; que loin d'avoir donné une méthode de *diriger*, de *guider* la deuxième dentition, il ne s'est occupé que de l'art d'en corriger les défauts ; que les moyens qu'il a proposés sont mal combinés, composés, défectueux, et contraires aux lois de la saine physique; qu'emporté par son zèle, il n'a tenu nul compte des leçons de cette vieille expérience qui, avant de publier son travail, eût pu lui dire comme le Soleil à Phaéton : *Non est tua tuta voluntas;* et qu'enfin jamais auteur n'a mieux dicté le jugement qu'on doit porter sur son ouvrage, en disant, au sujet de la *Nouvelle Théorie de la dentition*, par M. Serres : « Le titre de l'ouvrage nous donnait droit d'y chercher des lumières; il y a sans doute de bonnes choses, mais on y voit à regret différentes découvertes nationales et étrangères, tant anciennes que modernes, annoncées comme sa propriété. Viennent ensuite des hypothèses, des contes ridicules donnés pour du vrai de la meilleure foi du monde »?

Puisées à l'école de l'expérience, ces remarques en disent assez; et, j'ose le croire, elles paraissent propres à démontrer que la méthode que M. Delab. a tracée pour l'arrangement des secondes dents, n'est rien moins que conforme aux lois de la nature; que celle-ci, aidée et secourue au moindre obstacle qu'elle rencontre, reprend la voie droite dont elle tendait à se dévier; que par conséquent, suivant la méthode généralement adoptée, chez l'enfant dont une des incisives secondaires a de la peine à se ranger convenablement, à cause du peu d'espace que lui a laissé celle qu'elle remplace, il est nécessaire d'ôter la dent de lait la plus voisine, lors même qu'elle ne serait pas mobile; qu'il y a même des cas où il faut arracher la première petite molaire de remplacement, pour que la canine se range bien; et qu'enfin presque toujours pour le bel ordre des dents, avant même qu'elles soient toutes renouvelées, le sacrifice d'une seule est bien préférable à une extraction tardive, ou à l'emploi des fils, des plaques et des coins pour mettre en mouvement toutes les dents dont une seule a besoin d'être redressée. Il ne faut point oublier cette grande vérité, qu'un berger vigilant ne laisse point aller son troupeau dans le champ du voisin, et qu'un jardinier soigneux a toujours la précaution de ne pas laisser croître obliquement un arbuste dont la tige bien droite fait le principal ornement.

FIN.

www.ingramcontent.com/pod-product-compliance
Ingram Content Group UK Ltd.
Pitfield, Milton Keynes, MK11 3LW, UK
UKHW020257220726
13923UKWH00002B/955

9 782019 2526